Kathrin Matuschek

Der schwierige Klient - der schwierige Therapeut

AF135586

Kathrin Matuschek

Der schwierige Klient - der schwierige Therapeut

Wenn gestörte Kommunikation die therapeutische Arbeit behindert

Reihe Gesellschaftswissenschaften

Impressum / Imprint

Bibliografische Information der Deutschen Nationalbibliothek: Die Deutsche Nationalbibliothek verzeichnet diese Publikation in der Deutschen Nationalbibliografie; detaillierte bibliografische Daten sind im Internet über http://dnb.d-nb.de abrufbar.
Alle in diesem Buch genannten Marken und Produktnamen unterliegen warenzeichen-, marken- oder patentrechtlichem Schutz bzw. sind Warenzeichen oder eingetragene Warenzeichen der jeweiligen Inhaber. Die Wiedergabe von Marken, Produktnamen, Gebrauchsnamen, Handelsnamen, Warenbezeichnungen u.s.w. in diesem Werk berechtigt auch ohne besondere Kennzeichnung nicht zu der Annahme, dass solche Namen im Sinne der Warenzeichen- und Markenschutzgesetzgebung als frei zu betrachten wären und daher von jedermann benutzt werden dürften.

Bibliographic information published by the Deutsche Nationalbibliothek: The Deutsche Nationalbibliothek lists this publication in the Deutsche Nationalbibliografie; detailed bibliographic data are available in the Internet at http://dnb.d-nb.de.
Any brand names and product names mentioned in this book are subject to trademark, brand or patent protection and are trademarks or registered trademarks of their respective holders. The use of brand names, product names, common names, trade names, product descriptions etc. even without a particular marking in this works is in no way to be construed to mean that such names may be regarded as unrestricted in respect of trademark and brand protection legislation and could thus be used by anyone.

Coverbild / Cover image: www.ingimage.com

Verlag / Publisher:
AV Akademikerverlag
ist ein Imprint der / is a trademark of
OmniScriptum GmbH & Co. KG
Heinrich-Böcking-Str. 6-8, 66121 Saarbrücken, Deutschland / Germany
Email: info@akademikerverlag.de

Herstellung: siehe letzte Seite /
Printed at: see last page
ISBN: 978-3-639-49093-0

Inhaltsverzeichnis

Abbildungs- und Tabellenverzeichnis

1   Einleitung

Nach Fiehler (1998) sind Kommunikationsstörungen „ein interaktives Phänomen, sie entstehen im Gespräch. Ihre Verursachung kann dabei [...] dominant dem Sprecher zugeordnet werden oder dem Hörer" (S. 8). Somit entstehen Kommunikationsstörungen durch die wechselseitige Beziehung zwischen Klient und Therapeut mit negativen Auswirkungen auf die Beziehungsdefinition, den Therapieverlauf sowie –erfolg. Die weitreichenden negativen Konsequenzen von Kommunikationsstörungen stellen ein zentrales Thema in der praktischen therapeutischen Arbeit dar.

Dieses Buch untersucht die Motive, Verhaltensweisen und Interaktionsstrukturen in der therapeutischen Beziehung, um die Ursachen für einen *schwierigen* Klienten respektive Therapeuten als Resultat von Kommunikationsstörungen zu finden. Die Darstellung des schwierigen Klienten bezieht sich auf die Arbeit mit Erwachsenen, die keine kognitiven Leistungsdefizite zeigen und als primäre Klienten ihre Wünsche und Bedürfnisse ohne Zuhilfenahme von kommunikationsunterstützenden Hilfsmitteln oder dritten Personen artikulieren können. Die Problematik ist in diesem Buch an keinen bestimmten Behandlungsauftrag und keine bestimmte Diagnose gebunden, um den Gültigkeitscharakter zu gewährleisten, da eine Reduktion auf bestimmte Faktoren der Person des schwierigen Klienten oder Therapeuten nicht gerecht werden. Eine kommunikationspsychologische Analyse folgender Hypothesen gibt Aufschluss über die Ursachen von Kommunikationsstörungen in der therapeutischen Arbeit:

- Kommunikationsstörungen sind ein Resultat der wechselseitigen Beziehung zwischen Klient und Therapeut
- Der schwierige Klient oder Therapeut ist das Ergebnis intrinsischer und bewusster Prozesse
- Die Zuschreibung der Bezeichnung *schwierig* innerhalb der therapeutischen Beziehung basiert auf subjektiven Einschätzungen

Die Ergebnisse resultieren überwiegend aus Untersuchungen der Arzt-Patienten-Beziehung und stammen vorwiegend aus Forschungsergebnisse der ärztlichen Versorgung und Patientenbefragung in Krankenhäusern und Arztpraxen. Eine Übernahme der Erkenntnisse ist innerhalb der Therapeuten-Klienten-Beziehung dennoch legitim, da Therapeuten zum Helfersystem gehören und in der therapeutischen Behandlungssituation und –interaktion im Vergleich zu Ärzten längere Behandlungszeiten sowie einen engeren Kontakt zum Klienten aufweisen (Monnin & Perneger, 2002; Beattie, Pinto, Nelson & Nelson, 2002).

Aus Gründen der besseren Lesbarkeit wird auf die gleichzeitige Verwendung männlicher und weiblicher Sprachformen verzichtet. Sämtliche Personenbezeichnungen gelten gleichwohl für beiderlei Geschlecht.

2   Der schwierige Klient

Die Person des schwierigen Klienten wird im Folgenden unter der Fragestellung seiner Verhaltensweisen und der dahinterstehenden Motivation aus subjektiver Sicht des Therapeuten untersucht. Gleichzeitig werden die Folgen der problembehafteten Rolle des Klienten für die Beziehungsdefinition zwischen Therapeut und Klient dargestellt.

2.1   Vom Therapeuten problematisch erlebte Verhaltensweisen

Die Verhaltensweisen des schwierigen Klienten sind abhängig von seinen verschiedenen Persönlichkeitsanteilen im Kontakt mit dem Therapeuten (Kowarowsky, 2011, S. 67). Sie werden vom Therapeuten beobachtet und können als problematisch eingestuft werden. Kowarowsky (2011, S. 35) nennt 13 unterschiedliche Handlungen mit denen der Therapeut konfrontiert wird. Sie zeigen sich in aggressivem Verhalten, übertriebenem Ausdruck von Gefühlen, ständigem Verlangen nach Anerkennung in Verbindung mit theatralischem Verhalten, Verweigern der Mitarbeit sowie situationsunangemessenen Bestehen auf die eigenen Rechte.

Serour, Othman, und Al Khalifah (2009, S. 87) verweisen zudem auf chronisch kranke Klienten mit einer höheren therapeutischen Kontaktfrequenz im Rahmen derer unterschiedliche Auffassungen und Erwartungen des Klienten und Therapeuten zu geringer Zufriedenheit und dadurch zu non-adherence beim Klienten führen (John, Schwenk, Roi & Cohen, 1987; Jackson & Kroenke, 1999; Breen & Greenberg 2011). Pérez-Lopez (2010) vermutet in diesen Fällen hintergründige geringe Copingstrategien. Kruse, Kröhn, Langerhans und Schneider (1992, zitiert nach Baltes & Montada, 1999, S. 291) verweisen auf die Verhaltensweisen psychisch unauffälliger Klienten, welche mit somatischen Beschwerden Hilfe im Gesundheitssystem suchen und mit einer Wahnsymptomatik behaftet sind, welche sich durch eine aufdringliche, unkooperative Einstellung zeigt. In diesem Zusammenhang verweisen Haas, Leiser und Magill (2005) sowie Hahn et al. (1996) auf die Bedeutsamkeit von Psychopathologien, wodurch das gezeigte Verhalten des Klienten ein Symptom seiner Erkrankung darstellt und somit nicht intrinsisch motiviert ist.

Zusammenfassend kristallisieren sich nach Duxbury (2002, S. 22) in Anlehnung an Geißler (2010) und Katon (1990) folgende als schwierig empfundene Verhaltensweisen des Klienten heraus: Rückzug, Passivität und nicht kooperatives Verhalten, Manipulation und Verteidigungsbereitschaft als provozierendes Verhalten sowie Konfrontation und Aggression.

In seinem Buch *Der schwierige ? Patient* verweist Schneider (1978) auf weitere Verhaltensweisen des schwierigen Klienten anschaulich dargestellt in Erlebnisberichten verschiedener Professionen aus dem medizinischen Bereich.

2.2 Vom Therapeuten problematisch erlebte Motive

Der Therapeut wird nicht nur von wahrnehmbaren Äußerungen und Verhaltensweisen des Klienten beeinflusst, sondern auch von dessen Motiven. Diese sind dem Therapeuten jedoch nicht zugänglich und können nur durch das Verhalten des Klienten erschlossen werden (Kowarowsky, 2001, S. 72). Die durch den Therapeuten angenommenen Motive des Klienten bestimmen seine Reaktion und spiegeln die subjektive Realität des Therapeuten wieder (Kowarowsky, 2011, S. 44). Unterstellt der Therapeut dem Klienten eine geringe Compliance mit dem Ziel, im Rahmen der Krankenrolle die Heilung heraus zu zögern, verändert das seine Kommunikation und Beziehungsdefinition zum Klienten. Unabhängig von subjektiven Interpretationen des Therapeuten, ist die grundlegende Motivation des Klienten die Befriedigung seiner Grundmotive. Maslow (1964, zitiert nach Linkemer, 2000, S. 64) definiert die menschlichen Grundmotive in hierarchischer Abstufung als Selbstverwirklichung, soziale Anerkennung, soziale Beziehungen, Sicherheit und Zufriedenstellung der physiologischen Grundbedürfnisse. Die mangelnde Befriedigung dieser Grundmotive ist nach Rosenberg (2007, S. 79) die Voraussetzung für interaktionelle Probleme in der Klienten-Therapeuten-Beziehung.

Vor dem Hintergrund der Klienten-Therapeuten-Beziehung ergänzt Sachse (2003, zitiert nach Kowarowsky, 2011, S. 45) die personenzentrierten Grundbedürfnisse um sechs interaktionelle Bedürfnisse: Anerkennung, Wertschätzung, verlässliche und solidarische Beziehung, Klientenautonomie sowie Unverletzlichkeit des eigenen Territoriums und vor allem der eigenen körperlichen Grenzen.

Grawe (1998, S. 385) fügt als interaktionelle Grundbedürfnisse Orientierung, Kontrolle sowie ein sicheres Bindungsverhalten hinzu. Dies spiegelt den Wunsch des Klienten wieder, als Mensch wahrgenommen zu werden und gleichzeitig durch den Therapeuten professionell behandelt zu werden. Sloterdijk (2011, zitiert nach Kowarowsky 2011, S. 45) führt diesen Gedanken fort, indem er von der Wahrung der menschlichen Würde, durch die Wahrnehmung der jeweils vorliegenden Individualität des einzelnen Klienten, spricht. Eine durch den Klienten subjektiv wahrgenommene Bedrohung oder Verletzung dieser Bedürfnisse führt innerhalb der therapeutischen Beziehung dazu, dass ihm durch den Therapeuten die Rolle des schwierigen Klienten zugeteilt wird, da er Verhaltensweisen zeigt, welche vom Therapeuten als problematisch definiert werden (Abschnitt 2.1).

Die möglichen Konsequenzen der misslungenen Kommunikation sind nach Faust und Sandner (2010, S. 31 ff) eine gestörte Therapeuten-Klienten-Beziehung durch Stress in Verbindung mit Vertrauensverlust. Die irritierten Klienten zeigen zudem eine schlechte Adherence und eine sinkende intrinsische Motivation an der Therapie zu partizipieren.

2.3 Problematische Aspekte des Klienten beim Therapeutenkontakt

Die Begegnung zwischen Therapeut und Klient findet immer in einem situativ, zeitlich und örtlich eingebundenen Kontext statt. Therapeut und Klient treffen jedes Mal mit unterschiedlichen Voraussetzungen aufeinander, beeinflusst durch die subjektiven Erfahrungen jedes einzelnen zwischen den Behandlungsabschnitten. Die gegenwärtige Situation des Klienten wird bestimmt durch die zukünftigen Ereignisse und Erwartungen, welche ihn veranlassen, sich auf eine bestimmte Art und Weise zu verhalten. Die folgenden Faktoren haben hinsichtlich einer störungsfreien oder konfliktreichen Begegnung einen entscheidenden Einfluss auf die weitere Beziehungsdefinition zwischen Klient und Therapeut (Kowarowsky, 2011, S. 51):

- die Gestaltung des Therapieraums bezüglich des Wohlfühlcharakters durch Farben, Materialien, Geräusche, Temperatur sowie Sitz- oder Liegefläche, welche den physiologischen und anatomischen Bedürfnissen des Klienten gerecht werden
- Zeitrahmen des Klienten für die Behandlung hinsichtlich Zeitmangel
- intrinsische oder extrinsische Motivation, die Therapie durchzuführen
- Zwang durch Vorgaben des Versicherungsträgers oder eines Amts zur Teilnahme an der Therapie
- Entwicklung von wichtigen Konsequenzen durch die Ausgangssituation wie einer drohenden Erwerbsunfähigkeit
- Sicherung der Finanzierung von notwendigen Maßnahmen
- belastende Tagesereignisse vor der Behandlungssituation
- ausreichende soziale Integration des Klienten oder zu befürchtende Abhängigkeit vom Therapeuten

Goodwin, Goodwin und Kellner (1979) konnten nachweisen, dass das subjektive Empfinden des Therapeuten ausschlaggebend für die Zuschreibung negativer oder positiver Eigenschaften eines Klienten ist. Somit kann ein Klient von zwei Therapeuten unterschiedlich bewertet werden.

3   Der schwierige Therapeut

Die Person des schwierigen Therapeuten wird im Folgenden differenziert aus Sicht
der Klienten dargestellt. Dabei wird der Frage nachgegangen, welche Verhaltensweisen und Motive des Therapeuten durch die Klienten als problematisch erachtet werden
und welche Konsequenzen daraus für die therapeutische Beziehungsdefinition resultieren.

3.1   Vom Klienten problematisch erlebte Verhaltensweisen

Der Klient ist in der Therapie mit einer Vielzahl von Handlungen des Therapeuten
konfrontiert, welche er als schwierig oder problematisch erachtet. Die häufigsten
affektiv und emotional geprägten Verhaltensweisen des Therapeuten, welche Klienten
als negativ erleben, fasst Reimer (1991, S. 157) wie folgt zusammen:

- „Ärger, Wut
- Strafe
- Ablehnung des Klienten
- durch den Therapeuten subjektiv erlebte Spannungszustände

- Rache
- Distanzierung, Rückzug
- unangemessene Verhaltensweisen gegenüber dem Klienten"

Im Gegensatz zum Klienten wird an den professionellen Therapeuten die Forderung
gestellt, sein geäußertes Verhalten vor dem Hintergrund der Bewusstheit und Fähigkeit zur Selbstkontrolle zu reflektieren (Kowarowsky, 2011, S. 67). Das Ziel der be-
wussten Eigenwahrnehmung ist laut Kanfer, Reinecker und Schmelzer (2006, S. 442)
die Minimierung von Störfaktoren, um im Rahmen des diagnostisch-therapeutischen
Prozesses die angestrebten Ziele zu erreichen. Viele Helfer sehen sich in ihrer professionellen Rolle bestätigt, wenn sie keine menschliche Schwäche und keine Unfehlbar-
keit zeigen. Diese Sichtweise ist dahingehend problematisch, dass sie Rückmeldungen
über eigene Verhaltensweisen ausschließt. Das mögliche Resultat ist die Erkenntnis,
dass eine Verbindung von eigener Menschlichkeit und fachlicher Kompetenz vereinbar
und notwendig sind. Auf diese Weise kann der Therapeut dem Klienten kongruent gegenüber treten. Aufgrund dessen fordert Schulz von Thun (2006) eine Bejahung der
„Professionalität, die ein menschliches Antlitz trägt, die menschliche Schwächen und
Fehlbarkeiten, menschliche Empfindlichkeiten und momentane Verwirrtheit ein-
schließt" (S. 14).

Die möglichen Konsequenzen der misslungenen Kommunikation, durch Nichtbe-
rücksichtigung des oben genannten Zusammenhangs, zeigen sich laut Faust und
Sandner (2010, S. 31) beim Therapeuten unter anderem durch:

- sinkende intrinsische Motivation
- negative Wirkung auf die Stimmung

- niedrige Frustrationstoleranz
- zeitlich überzogene Diskussionen
- Störungen des Betriebsablaufs

3.2   Vom Klienten problematisch erlebte Motive

Klienten reagieren in der Begegnung mit dem Therapeuten auf seine wahrnehmbaren Äußerungen, Verhaltensweisen sowie unterstellten Motive. Diese basieren, analog
zu denen des Klienten, auf dem Wunsch nach der Wahrung der menschlichen Grundbedürfnisse. Viele Klienten sind sensibel auf die Beweggründe, die einen Therapeuten
veranlassen, einem Klienten mit einem bestimmten Motiv oder mehreren Motiven zu
begegnen. Calnan (1988) nennt sechs aus Sicht des Klienten problematische Motive
des Therapeuten:

- Wünsche nach einer symbiotischen Beziehung zum Klienten
- Probleme des Helfers mit Nähe und Distanz, welche zu dem Motiv führen,
  jegliche Nähe zu vermeiden oder Distanz unbedingt zu minimieren
- unrealistische Wünsche bezüglich der eigenen Veränderungsfähigkeit, welche sich im Motiv der Heilungs- und Hilfeallmacht wiederspiegelt
- Probleme mit der zeitlichen Limitierung des Kontakts mit dem Klienten vor
  dem Hintergrund idealistischer Motive
- Wünsche nach Idealisierung, um anerkannt und in hohem Maße wertge-
  schätzt zu werden
- Motive, welche aus Gegenübertragungsproblemen resultieren

Scobel (2002, S. 10) ergänzt diese Auflistung durch das Motiv der Angstverdrän-
gung und –bewältigung beispielsweise von Angst vor Misserfolgen, Kritik, eigener
Schwäche oder Tod, welches viele Verhaltensweisen des Therapeuten unbewusst beeinflusst.

3.3   Problematische Aspekte des Therapeuten beim Klientenkontakt

Die persönliche Verfassung des Therapeuten hat einen entscheidenden Einfluss auf die Interaktion zwischen Therapeut und Klient. Dabei sieht sich der Therapeut mit gegensätzlichen Anforderungen an seine Person konfrontiert. Zum einen soll er empathisch und geduldig auf den Klienten eingehen, zum anderen muss er seiner Dokumentationspflicht gewissenhaft innerhalb des ihm zur Verfügung stehenden Zeitfensters nachkommen. Dadurch ergeben sich folgende bedeutsame Aspekte für den Therapeuten, welche seine Situation prägen (Kowarowsky, 2011, S. 76):

- Zeitfenster des Helfers, welches gegebenenfalls sehr eng ist
- Behandlung des ersten oder letzten Klienten des Tages
- Erstkontakt oder bereits bestehende therapeutische Beziehung
- das persönliche Befinden des Therapeuten
- Verfügung des Therapeuten über die notwendigen Kompetenzen
- klare Regelung der Handlungs- und Entscheidungsbefugnisse
- Arbeitsklima
- institutioneller Druck bezüglich vorgeschriebener Behandlungszeiten und -dauer sowie Maßnahmen durch Kosten- und Zeitdruck

Haas, Leiser und Magill (2010) sehen eine weitere Belastung in der Überarbeitung des Therapeuten, geringen kommunikativen Fähigkeiten und wenig Berufserfahrung. Zudem erachtet Péréz-Lopez (2010) die mangelnde Identifikation mit dem Aufgabenfeld und geringe Zufriedenheit des Therapeuten als weiteren Auslöser.

4   Analyse gestörter Kommunikation

Die Analyse gestörter Kommunikation anhand des Settings, Auftrags sowie kommunikationspsychologischen Theorien, dient der Erklärung der Motive, des Verhaltens und der Interaktion des schwierigen Klienten respektive schwierigen Therapeuten.

4.1   Setting

Das Setting, der Gesprächsrahmen, bietet potenzielle Störfaktoren, welche die Kommunikation zwischen Therapeut und Klient behindern. Dies können beispielsweise räumliche Verhältnisse, der Zeitfaktor, das Gesprächsklima und das Erscheinungsbild des Therapeuten sein (Breenberg & Greenberg, 2010).

Die räumliche Situation stört den Kontakt bei Unterbrechungen durch Mitarbeiter, das Telefon, andere Patienten oder Gespräche auf dem Flur, bei offener Tür und bei spontanem Kontakt (Geißler, 2008, S. 22). Ein weiterer Faktor ist die Nutzung des Behandlungsraums als Besprechungszimmer, wodurch Ruhe, Intimität und Geborgenheit verhindert werden (Bergner, 2009, S. 56). Herrscht äußere Unordnung im Raum, spiegelt dies die innere Unordnung des Therapeuten wieder, mit der er unstrukturiert an den Problemen des Klienten arbeitet (Bergner, 2009, S. 56).

Eine Interaktion innerhalb der intimen räumlichen Distanz mit einem Abstand von unter 50 Zentimetern, führt in Abhängigkeit von Kulturkreis, sozialer Schicht, Geschlecht, Alter und psychischer Verfassung zu Kommunikationsproblemen (Geißler, 2008, S. 29). Die Sitzordnung kann das Klima des Gesprächs negativ beeinflussen. Laut Geißler (2008) nehmen die Gesprächspartner im Sitzen „eine feste räumliche Position zueinander ein, die für die Beziehung im Gespräch von nicht unerheblicher Bedeutung ist. Sie bestimmt die notwendige Lautstärke beim Sprechen, die Möglichkeiten gegenseitiger Beobachtung und die Modalitäten des Blickkontaktes. Der gewählte ´Sitzcode` hat Symbolcharakter, welchen die Gesprächspartner meist unbewusst richtig deuten" (S. 35). Die unangepasste Gesprächsdistanz zwischen beiden Partnern liegt außerhalb des Radius von 90-150cm. Das Sitzen vis-a-vis dient dazu, den Einschüchterungscharakter der Position durch die frontale Körperhaltung des Therapeuten zu verstärken. In dieser Position liegen Unterlagen und Akten wie eine Barriere zwischen Therapeut und Klient. Zudem werden Positionswechsel als Abwendung empfunden (Bergner, 2009, S. 58). Unterschiede in der Sitzhöhe zwischen den Parteien symbolisieren Hierarchieunterschiede und können beim Unterlegenen, dem Klienten, zu Unwohlsein führen (Bergner, 2009, S. 56).

Ein begrenztes Zeitfenster und der damit einhergehende Zeitdruck stören eine be-friedigende Kommunikation, wodurch nachweislich die Effizienz sinkt (Geißler, 2008, S. 24). Coulter und Magee (2003, S. 37) konnten belegen, dass die wichtigsten Kritik-punkte in der Klienten-Therapeuten-Beziehung ein Mangel an Zeit und Aufmerksam-keit gegenüber dem Klienten sind.

Das Gesprächsklima einer gestörten Kommunikation zeichnet sich durch Zweifel, Verschlossenheit und Introversion beider Interaktionspartner aus. Weitere Hindernisse in der therapeutischen Beziehung sind ein Mangel an Respekt und Wertschätzung, welche mit Asymmetrien in der Beziehung einhergehen. Folglich fühlt sich der Klient mit seinem Problem nicht angenommen und dem Therapeuten wird der Zugang zu notwendigen Informationen erschwert (Geißler, 2008, S. 29).

Das Erscheinungsbild des Therapeuten erschwert die Kommunikation nach Bergner (2009, S. 58), wenn es dem Klienten kein Vertrauen und Professionalität vermittelt. Dies wird verstärkt durch funktions- und positionsunangemessene Kleidung.

Die Darstellung des Settings wird im Folgenden aus Sicht des Klienten und Thera-peuten am Beispiel eines Krankenhauses geschildert. Die gegensätzlichen Wahrneh-mungen und Erwartungen, welche das Potenzial zur Entwicklung einer gestörten Be-ziehung haben, werden gegenübergestellt. Die Abläufe innerhalb der Institution zeigen teilweise Überschneidungen zu anderen therapeutischen Bereichen und Institutionen.

Für den Therapeuten ist die Konfrontation mit Krankheit, Operation, Schmerz, Leid, Sterbeprozess und Tod Routine. Die Berührungsfähigkeit mit diesen Themen ist not-wendig, um die tägliche Belastung in diesem Berufsfeld kompensieren zu können. Für den Klienten im Krankenhaus handelt es sich hingegen um eine Ausnahmesituation. Für ihn stehen neben seiner Krankheit, der Therapeut, weitere Professionen und der Stationsalltag im Vordergrund, denen er sich fügen muss, um seiner Patientenrolle gerecht zu werden und den organisatorischen Ablauf nicht zu behindern (Kulbe, 2009, S. 34). Die Anpassung an die alltägliche Situation des Krankenhausbetriebes zwingt dem Klienten eine gewisse Passivität auf, um Aktivitäten widerstandslos und im Rah-men der Struktur der Institution vollziehen zu können (Mathe, 2005, S. 186). Dabei wird die Persönlichkeit des Klienten oftmals zu Gunsten der Krankheit vernachlässigt (Mathe, 2005, S. 184). Durch die Krankheit werden sein unabhängiges Handeln und seine selbstständige Entscheidungsfindung in drastischer Form unterbunden und durch den Therapeuten und andere Professionen übernommen. Dies führt dazu, dass der Klient in seiner Mündigkeit auf die Stufe eines Kindes zurückfällt und regressive Ver-haltensweisen entwickelt (Kulbe, 2009, S. 36; Mathe, 2005, S. 185).

Dehn-Hindenberg (2008, S. 177) konnte in einer empirischen Untersuchung der Ergotherapie, Physiotherapie und Logopädie, Klientenbedürfnisse generieren, aus denen die Gestaltung des Therapeutenverhaltens und der Interaktionsinhalte abgeleitet werden können (Tabelle 1). Ein Missachten der Klientenbelange senkt den Therapieerfolg und ist auf ein geringes Maß an Fachkompetenz, psycho-sozialen und kommunikativen Fähigkeiten des Therapeuten zurückzuführen.

Tabelle 1: *Therapiemisserfolg durch unbefriedigte Klientenbedürfnisse (in Anlehnung an Dehn-Hindenberg, 2008)*

Faktoren, welche aus Klientensicht zum Therapiemisserfolg führen	
Überforderung durch partizipative Entscheidungsfindung	• Klient entscheidet selbstständig über Therapieinhalte und –methoden • alleinige Therapieplanung und Zielsetzung des Klienten
Keine Unterstützung in der Therapie	• nicht verständliche Übungen • kein Vertrauen, in die richtige Methodenauswahl des Therapeuten • kein Verständnis der individuellen Bedürfnisse des Klienten • mangelndes Verstehen des Übungszwecks • keine Problembesprechung • mangelnder Humor des Therapeuten, reine Sachlichkeit • keine Besprechung des Therapieablaufs • keine flexible, an die Tagesform angepasste Therapieplanung • keine Vorgaben durch den Therapeuten, was der Klient nach der Therapie erreicht haben soll • ein ungenauer Therapieplan
Mangelnde Kompetenz des Therapeuten	• ungenügende kommunikative und empathische Verhaltensaspekte • unbefriedigende Wirksamkeit therapeutischer Maßnahmen und Übungen
Ungenügende Motivation und schlechte Arbeitsatmosphäre	• unangemessenes Maß von Vertrautheit, Leistungsansporn und Motivation • unverständliche Arbeits- und Übungsanweisungen • mangelnde Ruhe in der Therapie • schlechtes Zuhörverhalten des Therapeuten • Interesse des Therapeuten an privaten, für die Therapie nicht relevanten Informationen aus dem Leben des Klienten
Nicht erfüllte Erwartungen an das Therapeutenverhalten	• mangelndes empathisches Verhalten • keine Informationen, Erklärungen, Beratung • keine Kompetenz, wirksamen Übungen, Kontrolle • nicht ausreichende Motivation, Ermutigung und Lob durch den Therapeuten • schlechte Therapieorganisation und –planung
Mangelnder Klientenbeitrag für den Therapieerfolg	• Übungen werden zu Hause nicht durchgeführt • keine aktive Mitarbeit während der Therapie • keine Befolgung der Anweisungen des Therapeuten • negatives Denken • keine Auskunft über die Therapie und das persönliche Befinden • ungesunde Lebensführung

4.2 Die kommunikative Interaktion zwischen Therapeut und Klient

Um die Ursachen und Zusammenhänge gestörter Kommunikation in der Klienten-Therapeuten-Beziehung zu erforschen, bedarf es einer Analyse, welche unter kommunikationspsychologischen Aspekten die Interaktion zwischen Therapeut und Klient untersucht.

4.2.1 Kommunikationsquadrat und Inneres Team nach Schulz von Thun

Das innere Team ist ein Persönlichkeitsmodell des Psychologen Schulz von Thun (2011b, S. 29). Es beschreibt die Pluralität des menschlichen Innenlebens durch die Metapher eines Teams und deren Leiter. Um das Wesen der einzelnen Teammitglieder zu ergründen, kann die quadratische Struktur innerer Botschaften herangezogen werden (Schulz von Thun, 2001b, S. 38). Das Ziel ist das innere Team, wobei die Stimmpluralität der Teammitglieder der reale Ausgangspunkt ist. Scheitert der innere Leiter an dieser Aufgabe respektive wird die verbale Kommunikation durch das äußere Gegenüber auf einer anderen Ebene aufgenommen als angestrebt, kommt es nach Schulz von Thun (2011a, S. 129) zu Kommunikationsstörungen. Um Kommunikationsstörungen und deren Folgen differenzierter zu betrachten, wird die quadratische Struktur innerer Botschaften herangezogen, die in Tabelle 2 schematisch dargestellt ist.

Tabelle 2: *Störungen der zwischenmenschlichen Kommunikation (in Anlehnung an Schulz von Thun, 2011a)*

Analyse der interaktiven Störungen durch das Kommunikationsquadrat			
Selbstoffenbarungsseite	**Sachseite**	**Beziehungsebene**	**Appellseite**
• Selbstoffenbarungs-angst • Selbstdarstellung und Selbstverbergung	• Trennung von Sach- und Beziehungsebene • Offizielles statt das eigentliche Thema wird behandelt • Mangelnde Verständlichkeit auf der Sachebene	• Du- und Wir-Botschaften • Projektion • Übertragung • Ringen um die Beziehungsdefinition	• Mangelnde Verbindung von Authentizität und Selektivität

Die einzelnen interaktiven Störungen werden anhand des Buches *Miteinander reden: Das innere Team und situationsgerechte Kommunikation* (2011b, S. 130-277) ausführlich erläutert, weshalb Einzelnachweise zugunsten des Leseflusses entfallen.

Störungen der Selbstoffenbarungsseite zeigen sich in der Selbstoffenbarungsangst sowie der Selbstdarstellung und –verbergung, indem die Imponier- oder Fassadentechnik sowie die demonstrative Selbstverkleinerung angewendet werden. Die Folge ist der Verlust von sachlichen Beiträgen, da die Selbstdarstellung im Vordergrund steht und eine Barriere zwischenmenschlicher Solidarität entsteht. Die resultierende innere Anspannung ist mit einem erhöhten Risiko körperlicher Krankheiten verbunden, wodurch die Kongruenz respektive Authentizität verloren gehen.

Die Kommunikationsstörungen der Sachseite manifestieren sich in drei Problemsituationen: der Trennung von Sach- und Beziehungsebene, der Bearbeitung eines offiziellen statt des eigentliches Themas sowie der mangelnden Verständlichkeit auf der Sachebene, welche einhergeht mit Kompliziertheit, Unübersichtlichkeit, Weitschweifigkeit sowie fehlender zusätzlicher Stimulanz.

Die Störungen der Beziehungsseite umfassen Du- und Wir-Botschaften, die zwischen Wertschätzung und Geringschätzung sowie Lenkung und Bevormundung schwanken. Desweiteren kommt es zur Projektion und Übertragung. Beide Interaktionspartner ringen um die Beziehungsdefinition, welche durch Akzeptieren, Zurückweisen oder Ignorieren des Gegenübers gekennzeichnet ist. Die langfristigen Folgen dieser gestörten Kommunikation sind Veränderungen des Selbstkonzeptes des Empfängers durch ihm wichtige Personen, Institutionen oder gesellschaftliche Einrichtungen, indem Du-Botschaften zum Ausdruck bringen: `So einer bist du! ´ (Schulz von Thun, 2011a, S. 217). Die Wahrnehmung der eigenen Person durch Äußerungen der Umwelt beeinflusst die Eigenwahrnehmung massiv und führt zu der Einsicht: `So einer bin ich also. ` (Schulz von Thun, 2011a, S. 217). Die Fremdwahrnehmung stellt in der therapeutischen Beziehung zwischen Klient und Therapeut einen zentralen Faktor dar. Dies geschieht aufgrund der komplementären Beziehung, in welcher der Therapeut eine autoritäre Rolle inne hat.

Störungen der Appellseite zeigen sich in einer mangelnden Verbindung von Ausdruck (Authentizität) sowie der Wirkung (Selektivität) einer Interaktion. Unstimmigkeiten auf dieser Ebene offenbaren sich in verdeckten Appellen wie Selbstmordversuchen, Angstzuständen oder Hilfslosigkeit. Sie sind erfolgreicher als offene Appelle, da sie den Empfänger in eine bestimmte Stimmung versetzen, die ihn bereiter macht, appellgemäß zu handeln.

Offene Appelle finden wenig Anwendung aufgrund der Selbstoffenbarungsangst, der Angst vor Zurückweisung, der Einhaltung des Zurückhaltungsgebots, dem unklaren Maß an Zumutung, der Ermöglichung von Freiwilligkeit, der Befürchtung, dass dem Empfänger der Mut zum Nein fehlt sowie der Vermeidung von Verantwortung. Neben verdeckten Appellen werden paradoxe Appelle durch den Sender dazu genutzt, um in der verwirrenden Situation die Oberhand zu gewinnen.

4.2.2 Systemtheoretische und konstruktivistische Ansätze

Das Wissen des Individuums über die Bedeutung seiner Existenz, seiner Erfahrungen und die Schlussfolgerungen führen zu einem persönlichen Verständnis der Welt, der subjektiven Wirklichkeit. Diese erfolgt durch die Rückkopplung einer gesendeten Nachricht an den Sender, wodurch bei ihm ein Informationsunterschied wird, die sogenannte Metakommunikation. Die Information wird wahrgenommen, bewertet und mit Sinn, Wert und Bedeutung betragen (Wirklichkeit zweiter Ordnung). Durch den Unterschied des Informationsgehaltes vor und nach dem Rückkopplungsprozess, erfasst das Individuum die Wirklichkeit (Jaschko-Hrabar, 1993, S. 40).

Bei der Suche nach der Ursache eines Problems wird das Symptom als eine Charaktereigenschaft angesehen, die Ausdruck einer individuellen, persönlichen Eigenschaft ist: Das Individuum, der Klient oder Therapeut, ist egoistisch, unaufmerksam, ungeduldig usw. Das Symptom wird mit der Wirkung, der Verhaltensweise, gleichgesetzt, und nicht als bestmögliche Reaktion des Klienten oder Therapeuten auf eine bestimmte Kommunikation erkannt. Folglich findet ein kreisförmiger Rückkopplungsprozess statt, sodass die Reaktion auf eine Wirkung durch den Klienten respektive Therapeuten zu einer neuen Ursache wird. Es kommt zu einer verstärkenden Rückkopplung. Ursache und Wirkung sind zwei untrennbare Gegebenheiten, die sich gegenseitig bedingen, stützen und bekräftigen. Deshalb kann das Individuum nur aufgrund der Rückbezüglichkeit an seinem Weltbild festhalten. Die differenzielle subjektive Annahme des Individuums über die Ursache und Wirkung eines Problems kann zu Irrtümern führen. Gleichzeitig sind beide Interaktionspartner in der Position ihre Beziehungsdefinition gezielt komplementär zu beeinflussen, um Kommunikationsstörungen hervorzurufen oder zu unterbinden. Die Rückbezüglichkeit besteht darin, dass der Sender ein bestimmtes Bild der Wirklichkeit sendet, eine selbsterfüllende Prophezeiung. Ist die Wirklichkeitskonstruktion nicht im Einklang zu der des Interaktionspartners, kommt es zu Störungen, da das Individuum die Gewissheit und Sicherheit benötigt über das Wissen, dass sein Selbstbild bestätigt wird. Die Folge ist die Unterbrechung der Autopoiesis, womit der zirkuläre Ansatz beendet wird.

Nach Luhmann (2008, S. 111; 2002, S. 293) besteht der therapeutische Auftrag darin, die Kommunikation von Menschen, als soziales System, zu verändern und nicht die Person des Klienten.

4.2.3 Axiome der Kommunikationstheorie nach Watzlawick

Kommunikation ist ein Teil der spezifischen Interaktion eines Individuums, welche auf andere wirkt, eine Reaktion provoziert und eine Beziehungsdefinition im Kontext hervorruft. Dadurch wird der Fokus auf die Beziehungsebene zwischen den Individuen gelenkt. Die Störungen sind in Gruppen zusammengefasst entsprechend den drei Annahmen der Kommunikation: Jedes Verhalten ist Kommunikation. Die Kommunikation ist ein wechselwirkender, kreisförmiger und regelgesteuerter Prozess, der als Kommunikationsablauf bezeichnet wird. Der Kommunikationsprozess ist Bestandteil eines Systems.

Dabei handelt sich es nach Watzlawick (1982, zitiert nach Jaschko-Hrabar, 1993, S. 51) um Störungen in den folgenden Bereichen: Stellungnahme (I. Axiom), Selbstdefinition (II. Axiom), Desinformation (III. Axiom), Übersetzung (IV. Axiom) und Beziehungsform (V. Axiom).

Einzelne Störungen können zwar einzelnen Axiomen, jedoch nicht ausschließlich einzelnen Prozessen der Kommunikation, Interaktion und Beziehungsdefinition zugeordnet werden. Deshalb werden im Prozess der Kommunikation hauptsächlich die Axiome I. und IV., im Prozess der Interaktion die Axiome III. und V. sowie im Prozess der Beziehungsdefinition das Axiom II. vertreten. Alle Axiome kommen in allen Prozessen vor, mit der Einschränkung, dass ihre Beteiligung an der entstehenden Störung unterschiedlich stark repräsentiert wird (Jaschko-Hrabar, 1993, S. 53) (Tabelle 3).

Tabelle 3: *Die formale Anordnung der Kommunikationsstörungen (in Anlehnung an Jaschko-Hrabar, 1993)*

Die formale Anordnung der Kommunikationsstörungen
1.Axiom: Die Stellungnahme im Prozess der Kommunikation
• Entwertung (durch Auswahl oder Verdrehung der Bedeutung) • Vermeidung (durch Abweisung, Annahme, Entwertung oder Symptomvortäuschung)
2. Axiom: Die Selbstdefinition im Prozess der Beziehungsdefinition
• Uneinigkeit auf der Inhaltsebene (Selbstbild, Gefühle, Kommunikationsform, "Sei-spontan-Paradoxie") • Uneinigkeit auf der Beziehungsebene (Meinungsverschiedenheiten, Ich- und Du-Definition) • Zwischenmenschliche Wahrnehmung • Beziehungsblindheit
3.Axiom: Die Desinformation im Prozess der Interaktion
• Wahrnehmung der Wirklichkeit • Ursachenzuschreibung • Selbsterfüllende Prophezeiung • Widersprüchlichkeit
4. Aixiom: Die Übersetzung im Prozess der Kommunikation
• Digitalisierung • Beziehungsappell • Vertrauen (Negation oder Alternative) • Symbolbildung
5. Axiom: Die Beziehungsform im Prozess der Interaktion
• Eskalation • Erstarrung • Stabilisierung

4.2.4 Kommunikationsmuster nach Satir

Nach Satir (2007, S. 76) gibt es universelle Muster bezüglich der Art und Weise, wie Menschen miteinander in Beziehung treten. Wird die Beziehungsgestaltung von Spannungen gestört, versucht die betroffene Person sich dieser zu entziehen, mit dem Ziel ihr erschüttertes Selbstwertgefühl zu verbergen. Dabei nimmt sie eine bestimmte physische und psychische Haltung ein (Satir, 1994, S. 120): beschwichtigen, anklagen, rationalisieren oder ablenken. Tabelle 4 zeigt die Kommunikationsmuster, welche als Verhaltensweisen in Spannungszuständen zu Tage treten. Die vier Kommunikationsmuster führen nach Satir (1994, S. 137) zu vorgetäuschter Verantwortlichkeit, Unehrlichkeit, Einsamkeit, vorgetäuschter Kompetenz und destruktivem Umgang mit Problemen.

Tabelle 4: *Kommunikationsmuster (in Anlehnung an Satir, 1994)*

Kommunikationsmuster				
Verhaltensmuster	**Verbale Kommunikation**	**Non-verbale Kommunikation**	**Innere Haltung**	
Beschwichtigen	Zustimmend „Was immer du willst, ist o.k. Ich bin nur hier um dich glücklich zu machen."	Versöhnlich stimmend „Ich bin hilflos" – wird durch die Opferhaltung ausgedrückt.	„Ich fühle mich wir ein Nichts; ohne dich bin ich tot. Ich bin wertlos."	
Anklagen	Nicht zustimmen „Du machst einfach alles falsch! Was ist los mit dir?"	Tadelnd „ICH bin hier der Chef!"	„Ich bin einsam und erfolglos."	
Rationalisieren	Übervernünftig, „Wenn man sorgfältig beobachten würde, so würde man die erstaunlich ausgemergelten Hände eines Anwesenden bemerken."	Berechnend „Ich bin ruhig, beherrscht und gesammelt."	„Ich fühle mich verletzlich."	
Ablenken	Belanglos Die Worte ergeben keinen Sinn oder beziehen sich auf etwas völlig anderes als das, worum es gerade geht.	Kantig „Ich bin gerade irgendwo anders."	„Niemand kümmert sich um mich. Hier ist kein Platz für mich."	

4.2.5 Transaktionsanalyse nach Berne

Die Strukturanalyse nach Berne (2002, S. 29) besagt, dass jeder Mensch Verhaltensveränderungen unterliegt, welche an seine emotionale Situation gebunden sind und zu verschiedenen Ich-Zuständen führen. Diese sind Bewusstseinszustände und damit verbundene Verhaltensmuster, welche durch Wertvorstellungen und Normen, Erfahrungen und Informationen sowie Emotionen erzeugt werden (Rüttinger, 2010, S. 17). Sie sind normal und unterschiedlich dominant ausgeprägt. Die voneinander abgegrenzten und widersprüchlichen Zustände manifestieren sich im Eltern-Ich (EL), Erwachsenen-Ich (ER) und Kindheits-Ich (K) (Harris, 2010, S. 34). Die Charakteristika der Ich-Zustände zeigen, dass alle Persönlichkeitsaspekte einen hohen Lebens- und Überlebenswert haben, wenn ein Gleichgewicht zwischen ihnen vorherrscht. Eine Störung hingegen führt zur notwendigen Durchführung einer Transaktionsanalyse, der Bestimmung von welchem der drei Ich-Zustände die Transaktion ausgeht und welcher Ich-Zustand reagiert und einer Reorganisation bedarf (Berne, 2002, S. 35). Im Rahmen der Transaktionsanalyse werden folgend ausgewählte Formen der Komplementär-Transaktion, der Überkreuz-Transaktion und der verdeckten Transaktion dargestellt. Sie verdeutlichen Kommunikationsstrukturen und daraus resultierende Störungen in der Therapeuten-Klienten-Beziehung.

Die komplementäre Kommunikation vom Typ 2 (Abbildung 1) zeigt die gegenseitige Abhängigkeit beider Kommunikationspartner, die solange besteht, wie beide Parteien die Rollenzuteilung bestätigen. Sie spiegelt ein Hierarchiegefälle wieder (Harris, 2010, S. 110). Somit handelt es sich um eine gestörte zwischenmenschliche Kommunikation, da der Komplementärcharakter der Transaktion, gemäß der ersten Kommunikationsregel, nicht gewahrt wird (Berne, 2002, S. 38).

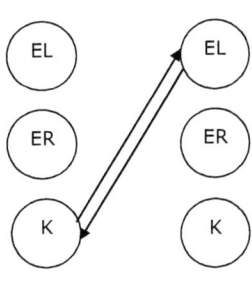

Abbildung 1: *Komplementäre Transaktion (Berne, 2002)*

Kommt es laut Harris (2010, S. 114) zur Überkreuz-Kommunikation vom Typ 1 (Abbildung 2), wird die Kommunikation unterbrochen, entsprechend der zweiten Kommunikationsregel der Transaktionsanalyse. Dieser Konflikt kann gelöst werden, indem der Gesprächspartner die Kommunikationsstruktur durchbricht und auf der komplementären Ebene reagiert (Berne, 2002, S. 41).

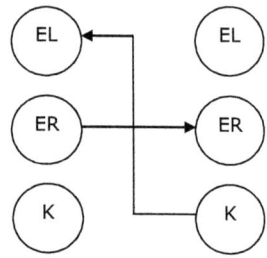

Abbildung 2: *Überkreuz-Transaktion (Berne, 2002)*

Bei den verdeckten Transaktionen sind mehr als zwei Ich-Zustände gleichzeitig wirksam. Für Angulär-Transaktionen sind drei Ich-Zustände charakteristisch, für Duplex-Transaktionen vier Ich-Zustände (Berne, 2002, S. 43). Die dritte Kommunikationsregel besagt, dass bei einer doppelbödigen Transaktion die psychologische, verdeckte Ebene (PE) die wichtigere gegenüber der sozialen, offenen Ebene (SE) ist (Gerhold, 2005, S. 70).

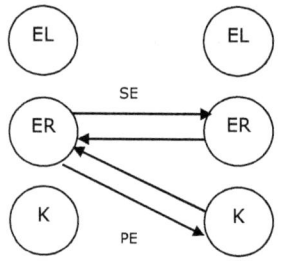

Angulär-Transaktion

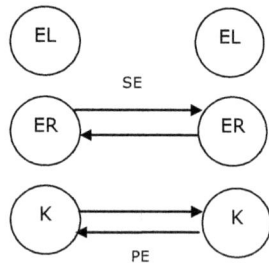

Duplex-Transaktion

Abbildung 3: *Verdeckte Transaktionen (Berne, 2002)*

Im Rahmen der Transaktionen kann es zu psychologischen Spielen kommen, welche nach Berne (2002) „aus einer fortlaufenden Folge verdeckter komplementärer Transaktionen [bestehen], die zu einem ganz bestimmten voraussagbaren Ergebnis führen" (S. 67). Psychologische Spiele finden zwischen Verfolger und Opfer respektive zwischen Retter und Opfer statt und dienen unter anderem dazu, den Glauben an sich selbst, an die anderen und die Welt zu bestätigen (Mohr, 2005, S. 45). Jedes Spiel weist eine Reihe verschiedener aufeinander aufbauender Schritte auf (Schmidt, 2005, S. 78). Das Ende des Spiels ist charakterisiert durch das Scheitern der Kommunikation. Trotzdem ist für jeden Kommunikationspartner ein „Nutz-Effekt" entstanden. Beispielsweise wurde die Verantwortung abgegeben, Aufmerksamkeit provoziert oder es wurde eine angsterfüllte Situation gemieden. Gleichzeitig kann durch das Spiel eine Grundposition bestätigt werden. Zum Beispiel (Schmidt, 2005, S. 45): „Ich bin o.k. – Du bist nicht o.k." symbolisiert die Täterrolle oder „Ich bin nicht ok. – Du bist o.k." spiegelt die Opferrolle wieder.

4.3 Wechselseitige Beziehung zwischen Klient und Therapeut

Um die Ursachen für eine Störung der wechselseitigen Beziehung zwischen Klient und Therapeut festzustellen, werden beziehungsfördernde und beziehungshindernde Faktoren dargestellt, welche die Klientenzentrierung und Adherence, die Klienten-Therapeuten-Modelle sowie die Rollenerwartungen umfassen.

4.3.1 Klienten-Therapeuten-Modelle

In der therapeutischen Arbeit finden vier Modelle der Arzt-Patienten-Beziehung nach Emanuel E. und Emanuel L. (1992) Anwendung, weshalb sie im Folgenden als Modelle der Klienten-Therapeuten-Beziehung bezeichnet werden: das paternalistische, informative, interpretative und deliberative Modell (Tabelle 5). Büchi, Bachmann, Fischer, Peltenburg und Steurer (2000, S. 2780) verweisen auf die Tatsache, dass die Modellwahl innerhalb der Behandlung variieren kann und eine Fixierung zu Störungen in der Beziehung aufgrund unbefriedigter Bedürfnisse des Klienten führt.

Tabelle 5: *Darstellung der Klienten-Therapeuten-Modelle (in Anlehnung an Emanuel &*
Emanuel, 1992)

Modelle der Klienten-Therapeuten-Beziehung				
	Paternalistisches Modell	**Informatives Modell**	**Interpretatives Modell**	**Deliberatives Model**
Rolle des Therapeuten	Vormund	Kompetenter medizinischer Ratgeber	Anwalt oder Ratgeber; zurückhaltend bringt keine eigenen Werte mit ein	Freund oder Lehrer
Aufgaben des Therapeuten	Wohlbefinden fördern; unabhängig von den aktuellen Wünschen des Klienten; die Behandlung durchführen	Relevante Sachinformationen bieten; die vom Klienten gewählte Behandlung durchführen	Werte des Klienten erläutern und interpretieren helfen; Sachinformationen geben; vom Klienten gewünschte Behandlung durchführen	Wünschenswerte/ richtige Werte benennen und gegebenenfalls davon überzeugen; eigene Wertpräferenzen benennen; Sachinformationen geben; vom Klienten gewünschte Behandlung durch führen
Konzept der Klientenautonomie	Zustimmung zu den Werten des Therapeuten	Alleinige Wahl und Kontrolle über die Behandlung	Respektierte Wünsche; Selbstverständnis ist für die Behandlung relevant	Moralische Selbstentwicklung ist für die Behandlung relevant
Werte des Klienten	Objektiv und identisch mit denen des Therapeuten	Dem Klienten sicher bekannt	Unvollständig; unsicher; Klärung notwendig	Zur Weiterentwicklung offen, Revision durch Diskussion möglich

Innerhalb der therapeutischen Arbeit führt ein Mangel an den Grundhaltungen Einfühlungsvermögen, Echtheit und eine unbedingte, bedingungslose Wertschätzung zu einer unbefriedigenden zwischenmenschlichen Beziehung (Rogers, 2009; Schweickhardt & Fritzsche, 2009, S. 14). Folglich kann sich kein adäquates Selbstkonzept des Klienten entwickeln und keine angemessene Selbstaktualisierung, wodurch es zur Inkongruenz kommt (Weinberger, 2004, S. 27). Die resultierende Problematik wird durch den Klienten versucht zu lösen, indem er die Erfahrungen verzerrt oder verleugnet (Büttner & Quindel, 2005, S. 39). Schulte (1996) sowie Schulte und Eifert (2002, S. 312) sehen Beziehungsfaktoren als wichtigste Determinante der Therapiemotivation. Wenn Klienten ihren Therapeuten nicht als vertrauenswürdig, kompetent, empathisch und verständnisvoll erleben, werden sie nicht bereit sein, sich auf die Therapieinhalte einzulassen (Hermer & Röhrle, 2008, S. 650). Luborsky (1988) stellt fest, dass sich bei früh in der Therapie auftretenden Zeichen einer negativen Beziehung deutlich ungünstigere Therapieergebnisse vorhersagen lassen.

Während die Entscheidung im paternalistischen Modell allein durch den Arzt und im informierten Modell allein durch den Klienten erfolgt, sind im shared-decision-making Konzept der Therapeut und der Klient an der Entscheidungsfindung beteiligt (Rössler, 2005, S. 7). Diese Entwicklung basiert auf der Einstellung, dass ein Mangel an partnerschaftlicher Zusammenarbeit zwischen Klient und Therapeut entscheidend für den Behandlungsmisserfolg ist (Hoefert, 2011, S. 33; Beck, Daughtridge & Sloane, 2002; Meichenbaum & Turk, (2) 1994, S. 60; Yalom, 2010, S. 26). Das shared-decision-making Konzept befähigt den Klienten, Verantwortung für sich, seine Krankheit und Gesundheit zu übernehmen und sieht den Therapeuten in der Beraterfunktion (Hurrelmann & Leppin, 2001, S. 12). Verweigert der Klient die Rolle des gleichberechtigten Partners (Kranzer, 2007, S. 75; Scheibler, 2004, S. 9), verliert er die ihm zugesprochene Autonomie und die kritisch prüfende Einstellung gegenüber den angebotenen Leistungen (Reibnitz, Schnabel & Hurrellmann, 2001, S. 14). Zudem sinken Adherence und Zufriedenheit, da der Klient sich nicht mit den aufoktroyierten Behandlungsinhalten und –zielen identifizieren kann (Wilhelm, 1999, S. 14). Gleichzeitig verliert der Klient im Prozess des Empowerment, die Möglichkeit seine Gestaltungsspielräume und Ressourcen wahrzunehmen und zu nutzen. Der Verzicht des Klienten auf die gemeinsame Übernahme der Verantwortung mit dem Therapeuten führt schließlich dazu, dass der Klient nicht kompetent mit seiner Erkrankung umgehen kann und folglich nicht als Experte in eigener Sache wahrgenommen wird (Badcott, 2005, S. 173). Trotzdem ist die Übernahme der Entscheidungsverantwortung nicht von allen Klienten gewünscht. Die Ignoranz dieser Tatsache durch den Therapeuten wirkt sich kontraproduktiv auf den Krankheitsverlauf aus (Stevensen, Barry, Britten, Barber & Bradley, 2000; Gouadagnoli & Ward 1998).

Das Gegenteil stellt der informierte und selbstbewusste Klient dar, welcher Druck auf den Therapeuten ausübt und seine Möglichkeit der freien Therapeutenwahl bei Unzufriedenheit kennt (Gouthier, 2001, S. 58). Shaw (2004) behauptet zudem, dass der Klient vom Helfersystem als Bedrohung empfunden werden kann, wenn er eigene Behandlungspläne anhand von Internetrecherchen erstellt und Behandlungen einfordert, welche nicht gerechtfertigt sind in Anlehnung an die Diagnose und den finanziellen Aufwand. Der selbständige und informierte Klient kann folglich durch seine Einstellung unbewusst zu einem schwierigen Klienten werden.

4.3.2 Klientenzentrierung und Adherence

Der Begriff *Adherence* (deutsch Adhärenz) meint nach Rödel (2011) „die Einhaltung der gemeinsam [...] [vom Klienten und Therapeuten] gesetzten Therapieziele. Das Konzept der Adherence basiert auf der Erkenntnis, dass das Einhalten von Therapieplänen und damit auch der Therapieerfolg in der gemeinsamen Verantwortung [...] [des Klienten und Therapeuten] liegt. Daher sollten beide Seiten möglichst gleichberechtigt ´zusammen arbeiten´". Für den Klienten bedeutet dies die aktive Mitarbeit und Bereitschaft therapeutische Empfehlungen umzusetzen. Für den Therapeuten bedeutet Adherence eine klientenzentrierte und transparente Ausrichtung der Therapieinhalte und –ziele (vgl. ebenda). Meichenbaum und Turk (1994a, zitiert nach Petermann, 1998, S. 74) verweisen darauf, dass die Adherence wechselhaft ist in Abhängigkeit vom Krankheitsverlauf und den individuellen Copingstrategien. Die individuellen Gründe für Non-Adherence lassen sich, laut der Weltgesundheitsorganisation (WHO) (Rödel, 2011), fünf Dimensionen zuordnen: Patientenbezogene, krankheitsbezogene, therapiebezogene, gesundheitssystembezogene und sozial/ ökonomisch bedingte Faktoren. Petermann (1998, S. 22) differenziert anhand empirischer Untersuchungen, in Anlehnung an die fünf Dimensionen der WHO, welche Faktoren aus den Bereichen Erkrankung, Patient, Arzt und Setting eine positive respektive negative Auswirkung auf die Adherence des Klienten haben (Tabelle 6).

Tabelle 6 (Teil 1): *Prädikatoren von Adherence (in Anlehnung an Petermann, 1998)*

Prädikatoren von Adherence		
Faktor	**Positive Auswirkungen auf die Compliance**	**Negative Auswirkungen auf die Compliance**
Erkrankung	• stärkere Behinderung durch Erkrankung (Rudd 1993; Stephenson et al. 1993)	• chronische Erkrankung (Kjellgren et al. 1995; Bond, Hussar 1991) • asymptomatische Erkrankung (Kjellgren et al. 1995) • Endstadium (bekannt), besonders bei zusätzlicher physischer Schwächung (Spilker 1991) • Gefühl des Patienten, gesund zu sein (Kjellgren et al. 1995) • psychiatrische Erkrankung (Rudd 1993; Stephenson et al. 1993; Bond und Hussar 1991; Spilker 1991) • Depression (Glasgow 1991)
Sozioökonomische Merkmale	• soziale Unterstützung (Kjellgren et al. 1995; Glasgow 1991) • emotionale Unterstützung (Ickovics und Meisler 1997) • finanzielle Unterstützung (Ickovics und Meisler 1997)	• fehlende Unterstützung beim Umsetzen der Therapie (Kjellgren et al. 1995) • finanzielle Not/ Bedürftigkeit (Morris und Schulz 1993) • niedriges Einkommen (Kjellgren et al. 1995; Melnikow und Kiefe 1994) • Stigmatisierung durch Therapie (Ickovics und Meisler 1997; Morris und Schulz 1993) • soziale Isolierung (Rudd 1993) • Unvermögen, Therapie in • tägliche Routine zu integrieren (konkurrierende soziale Rollen und ökonomische Bedürfnisse) (Morris und Schulz 1993)
Psychologische Merkmale	• Zufriedenheit (Kjellgren et al. 1995) • erfahren der Wirksamkeit/ Nützlichkeit einer Therapie (Kjellgren et al. 1995) • höhere Erwartungen eigenen Kontrollvermögens über Gesundheit und Krankheit (Kjellgren et al. 1995) • stärkere Überzeugung der eigenen Wirksamkeit (Selbstwirksamkeit) (Glasgow 1991) • Wissen um lebenslange Behandlungsnotwendigkeit (Kjellgren et al. 1995)	• feindselige Gefühle (Kjellgren et al. 1995) • nicht den Erwartungen entsprechende(r) Therapie(erfolg) (Morris und Schulz 1993) • Akzeptanz der Krankenrolle (Kjellgren et al. 1995) • Angst vor diagnostischem Vorgehen (Kjellgren et al. 1995) • Wahrnehmung negativer Aspekte im Zusammenhang mit der Behandlung (Kjellgren et al. 1995) • eingeschränkte motorische Fähigkeiten (Glasgow 1991) • eingeschränkte Befähigung zur Entscheidungsfindung und Problemlösung (Glasgow 1991)

Tabelle 6 (Teil 2): *Prädikatoren von Adherence (in Anlehnung an Petermann, 1998)*

Prädikatoren von Adherence		
Faktor	**Positive Auswirkungen auf die Compliance**	**Negative Auswirkungen auf die Compliance**
Arzt-Patienten-Beziehung	• kürzere Wartezeiten (Melnikow und Kiefe 1994) • • Festlegung weiterer Arzttermine (Kjellgren et al. 1995) • • kurze Abstände zwischen Terminfestlegung und Arztbesuch (Melnikow und Kiefe 1994)	• Verständigungsprobleme wegen unterschiedlicher Kommunikationsebenen von Arzt und Patient (Kjellgren et al. 1995) • allgemeine Unzufriedenheit des Patienten mit der ärztlichen Versorgung (Morris und Schulz 1993) • Sprachbarrieren (fremdsprachiger Patient) (Melnikow und Kiefe 1994) • Fehlen verständlicher Erklärungen zur Therapie (Kjellgren et al. 1995) • Fehlen korrekter und spezifischer Therapieanweisungen (Glasgow 1991; Rand und Wise 1994) • Ignorieren von Compliance-Problemen durch Arzt (Kjellgren et al. 1995) • Vermittlung fehlenden Interesses (Bond und Hussar 1991) • mangelndes Einbeziehen des Patienten in Entscheidungen bezüglich der Behandlung (Bond und Hussar 1991) • fehlendes Einbeziehen bereits bestehender Therapien in neue Behandlungsempfehlungen (Rand et al. 1992) •
Bildung	• besserer Wissensstand bezüglich Therapie (Kjellgren et al. 1995)	• niedriger Bildungsstand (Kjellgren et al. 1995; Melnikow und Kiefe 1994) • kognitive Beeinträchtigung (Kjellgren et al. 1995)
Setting	• strukturoptimierte Versorgung (Sawicki et al. 1993)	

In Hinblick auf die Therapiesituation führt ein Mangel effektiver Kommunikation durch mangelnde Klientenzentrierung dazu, dass der Therapeut keine authentischen Aussagen über die Krankheitsgeschichte erfährt und der Klient die Informationen, welche ihm durch den Therapeuten kommuniziert werden, nicht versteht. Damit fehlen folgende zentrale und therapierelevante Faktoren, welche zur Non-Adherence führen (Meichenbaum & Turk, (2) 1994, S. 67; Coulter & Magee, 2003, S. 231; Klingenberg, Bars & Szecsenyi, 1996, S. 678; Crow et al., 2002; Bürger, 2003, S. 183; Trojan, Nickel & Schneiders-Kastnig, 1997; Di Blasi, Harkness, Ernst, Georgiou & Kleijnen, 2001; Elwyn, Edwards & Kinnersley, 1999; Hurrelmann & Leppin, 2001, S. 13):

- Verständliche und nachvollziehbare Informationen
- Beteiligung an Entscheidungsprozessen
- Empathisches Verhalten des Therapeuten durch aktives Zuhören, Nachfrage nach subjektiven Krankheitstheorien des Klienten und der empfundenen Belastung durch die Krankheit, den Erwartungen an die Behandlung, Vertrauen und Zuversicht

4.3.3   Rollenerwartungen

Soziale Rollen sind die Summe der Verhaltenserwartungen, die durch das soziale Umfeld an den Inhaber einer sozialen Position gestellt werden (Mathe, 2005, S. 34).

Der Klient sieht sich zu Beginn seiner Erkrankung vor dem Hintergrund von Unsicherheit, Konflikten und Veränderungen mit der Übernahme der sozialen Rolle des Kranken konfrontiert. Aus der Krankenrolle ergibt sich ein bestimmtes Verhalten, welches aus den Erwartungen an die Rolle resultiert (Fischer-Epe, 2011, S. 92).

Die Krankenrolle nach Parsons (Mathe, 2005, S. 182) ist charakterisiert durch folgende Aspekte:

- Der Kranke wird von seinen anderen Rollenverpflichtungen zumindest zeitweilig entlastet
- Dem kranken Menschen wird keine Verantwortung oder Schuld für seinen Zustand beigemessen
- Dem Kranken wird aufgetragen, möglichst schnell wieder gesund zu werden
- Der kranke Mensch hat das institutionalisierte Gesundheitssystem in Anspruch zu nehmen

Durch die Erfüllung der Krankencharakteristika wird der Klient ein Teil des Gesundheitssystems und übernimmt Teile der Patientenrolle (Mathe, 2005, S. 184):

- Vernachlässigung der eigenen Persönlichkeit zugunsten der Erkrankung
- Trennung vom gewohnten Lebensumfeld
- Verlust der individuellen Autonomie
- Nachlassende Entwicklung mit einhergehender Hilfslosigkeit
- Sich fügen der hierarchischen Grundordnung der Institution
- Compliance in der Behandlung zeigen

Neben dem Klienten ist auch der Therapeut mit Rollenerwartungen an seine Person konfrontiert. Nach Parsons sind für die Therapeutenrolle folgende Aspekte kennzeichnend (Rothgangel, 2004, S. 179):

- Kompetenz: Der Therapeut wendet den höchsten Stand der wissenschaftlichen Kompetenz in der Behandlung an
- Affektive Neutralität: Das therapeutische Handeln ist durch Rationalität und positive Zuwendung gekennzeichnet
- Universalismus: Der Therapeut behandelt alle Klienten unabhängig von Geschlecht, Alter oder Herkunft
- Funktionale Spezifität: Der Therapeut kennt sein Fachgebiet und die damit verbundenen Grenzen bei der Behandlung
- Kollektivismus: Der Therapeut handelt zum Wohl der Gemeinschaft und stellt den Nutzen für sich als Individuum hinten an

Die unterschiedlichen Rollenerwartungen an den Klienten und Therapeuten können zu Inter- und Intrarollenkonflikten führen, welche psychischen Stress erzeugen (Hornung & Lächler, 2006, S. 179).

5 Diskussion

Der Gedanke dieses Buches ist die Ursachenforschung zur Person des schwierigen Klienten respektive Therapeuten. Im Rahmen einer kommunikationspsychologischen Analyse wurden Kommunikationsstörungen vor dem Hintergrund der Interaktion in der therapeutischen Beziehung identifiziert. Im Zuge dessen wurden die negativen Folgen für die Beziehungsdefinition zwischen Klient und Therapeut dargelegt.

Die Ergebnislage zum Thema *schwieriger Klient* ergab eine Vielzahl an medizinischer, psychologischer und soziologischer Literatur. Die medizinische Literatur zeigte eine fachbereichsspezifische und diagnoseabhängige Auseinandersetzung. Die resultierende heterogene Darstellung von Charakteristika und Verhaltensweisen der Person des schwierigen Klienten zeigt das Dilemma der Unmöglichkeit einer Klassifikation. Somit handelt es sich um individuelle Ausprägungen, welche nicht verallgemeinert werden können.

Untersuchungen zur Person des *schwierigen Therapeuten* sind wenig dokumentiert. In der vorhandenen Literatur beziehen sich die Studienergebnisse auf die Person des schwierigen Arztes oder des Helfersystems, welches aus Therapeuten, Psychologen, Pflegepersonal, Sozialarbeitern und anderen Berufsgruppen besteht. Die Verallgemeinerung führt zu undifferenzierten Aussagen über das problematische Verhalten des Helfers und wird meist durch die bisherige Vorstellung einer paternalistischen Führung als erfolgsversprechendes Modell der Beziehung zum Klienten entschuldigt. Zum einen könnte der Grund darin liegen, dass mehr Wert auf Fach- als auf Sozialkompetenz gelegt wird. Zum anderen könnten fehlende Impulse für Forschungsarbeiten der Anlass sein.

Die Ergebnisse zeigen zudem, dass vordergründig der Klient für die gestörte Beziehung verantwortlich gemacht wird. Eine Analyse der Wechselwirkung und des Einflusses durch den Therapeuten findet kaum statt. Dabei wird der Therapeut von seiner Verantwortung für die Beziehungsdefinition entbunden. Erschreckend ist eine Darstellung in der schwierige Klienten als Endlösung durch das Helfersystem mit dem Zielort der Psychiatrie ausgelagert werden. Diese Entwicklung zeigt eine mangelnde Auseinandersetzung und Befriedigung der Bedürfnisse des Klienten. Zudem ist ein Mangel an kommunikativen und sozio-emotionalen Fähigkeiten beim Helfer zu vermuten. Dies führt zu Resignation und Vermeidungsstrategien. Vor dem Hintergrund der Ergebnisse werden im Folgenden die Hypothesen dieses Buches dargestellt und erörtert.

5.1 Hypothese 1

Die erste Hypothese besagt, dass das Verhalten des schwierigen Klienten respektive schwierigen Therapeuten das Ergebnis bewusster Prozesse ist. Dies impliziert, dass der Klient respektive Therapeut sein Verhalten zielgerichtet einsetzt, um eine bestimmte negative Reaktion beim Interaktionspartner zu beabsichtigen. Dabei wird die Frage aufgeworfen, welche Verhaltensweisen durch den Interaktionspartner als problematisch identifiziert werden. Aufgrund der heterogenen Verhaltensformen und subjektiven Interpretation kann keine befriedigende Antwort gefunden werden. Dabei ist die Vielzahl an Verhaltensformen individuell abhängig und lässt sich auf eine unbewusste Reaktion auf subjektiv empfundene, suboptimale Umweltfaktoren zurückführen, mit denen der Klient respektive Therapeut konfrontiert wird (siehe Kapitel 2 und 3). Eine Sonderstellung nimmt der schwierige Klient ein, der unter Psychopathologien leidet, obwohl keine diagnostizierte psychische Störung vorliegt. Zum einen sind die Psychopathologien nicht intrinsisch motiviert, zum anderen erschwert die fehlende Diagnose einen adäquaten Umgang mit dem Klienten (Kruse, Kröhn, Langerhals & Schneider, 1992, zitiert in Baltes & Montada, 1999, S. 291). Gegen die Hypothese der bewusst eingesetzten Verhaltensformen spricht ebenfalls, dass die Verhaltensweisen des schwierigen Klienten oder Therapeuten ein Resultat der subjektiven Bedrohung seiner personenzentrierten und interaktionellen Bedürfnisse sind (Sachse, 2003, zitiert nach Kowarowsky, 2003, S. 45). Zudem ist jede Begegnung der Interaktionspartner in einen situativen, zeitlichen und örtlichen Kontext eingebunden. Dadurch wird das Verhalten unbewusst beeinflusst und eine bestimmte Reaktion provoziert (Kowarowsky, 2011, S. 51). Im Gegensatz zum Klienten wird an den Therapeuten die Forderung gestellt, sein affektiv und emotional geprägtes Verhalten vor dem Hintergrund der Bewusstheit und Fähigkeit zur Selbstkontrolle zu steuern. Dies beinhaltet eine Transparenz im Umgang mit der eigenen Gefühlswelt und eine ständige Kontrolle sowie Reflexion des eigenen Verhaltens. Folglich sieht sich der Therapeut subjektiv mit einem idealisierten Bild seiner Person konfrontiert, welches er nur unter der Bedingung der Auflösung seiner Kongruenz erfüllen kann (Kowarowsky, 2011, S. 67). Diese Sichtweise entfernt sich jedoch von der Forderung zur Empathie, Akzeptanz und Kongruenz des Therapeuten. Neben den psychischen Einflüssen ist das Verhalten des schwierigen Therapeuten durch die starren institutionellen Rahmenbedingungen und die teilweise gegensätzlichen Aufgaben geprägt. In diesem Zusammenhang sind problematische Verhaltensweisen auf eine mangelnde Identifikation mit dem Beruf und der damit einhergehenden Unzufriedenheit zurückzuführen.

Sie werden provoziert, wenn der Therapeut über wenig Berufserfahrung und mangelnde kommunikative Fähigkeiten verfügt, welche die Reflexionsfähigkeit reduzieren (Haas, Leiser & Magill, 2010; Péréz-Lopez, 2010; DVE 2008, S. 16).

Diese Darstellung belegt, dass das Verhalten des schwierigen Klienten respektive Therapeuten das Ergebnis unbewusster Prozesse ist, wodurch die Hypothese falsifiziert wird.

5.2   Hypothese 2

Desweiteren wurde untersucht, ob die subjektive Einschätzung des Klienten oder Therapeuten dazu führt, dass er seinen Interaktionspartner, also den Therapeuten oder Klienten, als schwierig erlebt. Somit wird die individuelle Bewertung einer Person als vordergründiges Merkmal für die Zuschreibung der Bezeichnung *schwierig* gesehen. Die Verhaltensweisen des Klienten oder Therapeuten beruhen auf Motiven und sind nur durch Beobachtung und subjektive Interpretation des Interaktionspartners erschließbar (Kowarowsky, 2011, S. 72). Sie bestimmen die Reaktion des Klienten respektive Therapeuten und spiegeln dadurch seine subjektive Realität wieder (Goodwin, Goodwin & Kellner, 1979). Somit ist das subjektive Empfinden ausschlaggebend für die Zuschreibung negativer Eigenschaften. Unterstützt wird die subjektive Wirklichkeit durch die verstärkende Rückkopplung bei der das unterstellte Motiv zur selbsterfüllenden Prophezeiung werden kann (Jaschko-Hrabar, 1993, S. 40). Der geschilderte Sachverhalt zeigt auf, dass in der subjektiven Einschätzung des Klienten respektive Therapeuten die Ursache für die Bezeichnung schwieriger Klient oder Therapeut liegt.

5.3   Hypothese 3

Die dritte Annahme geht davon aus, dass Faktoren, welche einen Klienten oder Therapeuten zu einem schwierigen Klienten respektive Therapeuten machen, in der Person des Interaktionspartners liegen. Diese Behauptung wird teilweise durch die zweite Hypothese beantwortet. Hier wird das subjektive Erleben der Interaktionspartner für die Bezeichnung schwierig als verantwortlich beschrieben. Gleichzeitig wird der Klient respektive Therapeut neben der subjektiven Bewertung durch den Interaktionspartner, mit den situativen, zeitlichen und örtlichen Bedingungen konfrontiert (Kowarowsky, 2011, S. 51). Der Klient wird unter anderem durch die Gestaltung des Therapieraums, den Zeitrahmen der Behandlung, der eigenen Motivation sowie dem Umgang mit der veränderten persönlichen Situation beeinflusst. Der Therapeut wird durch sein Zeitfenster, die Verfügung über notwendige Kompetenzen, institutionellem Druck, die Beziehung zum Klienten sowie Regeln der Entscheidungs- und Behandlungsbefugnisse veranlasst sich auf eine bestimmte Art und Weise zu verhalten.

Dies zeigt den enormen Einfluss von Umweltfaktoren und personenbezogenen Bewertungen auf die Bezeichnung schwierig. Des Weiteren stellt sich beim Klienten die Frage, ob seine Verhaltensweisen bewusst provoziert werden oder er seine vorgegebene Kranken- und Patientenrolle erfüllt, welche ein Anrecht auf Schonung, Rücksichtnahme und Verständnis beinhaltet (Mathe, 2005, S. 182). Dadurch entwickelt der Klient ein Selbstverständnis im Umgang mit seinen Mitmenschen, dem Helfersystem und der Institution. Aus dem Wunsch der Erfüllung seiner Rollenerwartungen entwickeln sich unter Umständen gegensätzliche Interessen in Form von Inter- und Intrarollenkonflikten. Sie führen zu Stress und verändern somit das Verhalten des Klienten negativ (Hornung & Lächler, 2006, S. 179). Die Konflikte betreffen auch den Therapeuten, welcher sich mit teilweise gegensätzlichen Erwartungen an seine Position konfrontiert sieht.

Zusammenfassend zeigt sich, dass die Verhaltensweisen symptomatisch für die unbefriedigten persönlichen Bedürfnisse sowie suboptimale Umwelteinflüsse sind. Somit sind externe Faktoren die Ursache für die Entwicklung eines schwierigen Klienten.

5.4   Hypothese 4

Die vierte Hypothese untersucht, ob Kommunikationsstörungen ein Resultat der wechselseitigen Beziehung zwischen Klient und Therapeut sind. Diese Hypothese impliziert die zweite und dritte Annahme, wonach im Interaktionsprozess die subjektive Einschätzung des Partners ausschlaggebend für eine negative Bewertung ist sowie die Tatsache, dass externe Faktoren einen entscheidenden Einfluss auf das Verhalten einer Person haben. Die Wechselwirkungen der Kommunikation haben einen ausschlaggebenden Einfluss auf die therapeutische Beziehungsdefinition. Das Kommunikationsquadrat von Schulz von Thun (2011a) verweist auf das Problem der Aufnahme einer Botschaft auf einer anderen Ebene als vom Sender angestrebt. Diese Interaktion führt zu Kommunikationsstörungen mit der Folge des Verlustes von sachlichen Beiträgen, der Unübersichtlichkeit, der mangelnden Verbindung von Authentizität und Selektivität sowie der Veränderung des Selbstkonzeptes des Empfängers. Letztere Folge, das veränderte Selbstkonzept, bestimmt die subjektive Wirklichkeit des Empfängers durch den Rückkopplungsprozess und führt zur Beziehungsdefinition der Interaktionspartner (Luhmann, 2008, S. 11; 2002, S. 293). Die Wechselwirkung der Kommunikation von Klient und Therapeut wird ebenfalls durch Watzlawicks (1982, zitiert nach Jaschko-Hrabar, 1993, S. 51) Annahmen der Kommunikation bewiesen. Diese besagen, dass jedes Verhalten Kommunikation ist und Kommunikation ein wechselwirkender, kreisförmiger und regelgesteuerter Prozess ist, welcher ein Bestandteil eines Systems ist.

Durch Kommunikationsstörungen kann das Selbstbild des Empfängers erschüttert werden. Hierdurch kommt es zu spannungsbedingten Verhaltensweisen nach Satir (2007, S. 76; 1994, S. 120). Das Ziel ist es, das erschütterte Selbstbild zu verbergen. Die Folge dessen sind vorgetäuschte Verantwortlichkeit, Unehrlichkeit, Einsamkeit, vorgetäuschte Kompetenz und destruktiver Umgang mit Problemen.

Eine weitere kommunikationspsychologische Analyse der gestörten Interaktion in der therapeutischen Beziehung erfolgt durch Berne (2002, S. 29). Er zeigt die wechselseitige Beziehungsstruktur durch Ich-Zustände, welche an die emotionale Situation gebunden sind. Die Kommunikationsstörungen basieren hierbei auf einem Hierarchiegefälle und psychologischen Spielen. Dies führt unter Umständen zur Unterbrechung der Kommunikation (Schmidt, 2005, S. 45). Die Darstellung der kommunikationspsychologischen Analysemethoden zeigt die emotionalen Beweggründe, eine Botschaft zu senden und die Diskrepanzen in der Aufnahme der Nachricht durch den Empfänger. Diese Kommunikationsstörung beeinflusst die wechselseitige Beziehung von Klient und Therapeut, welche zu einer unbefriedigenden Beziehungsdefinition führt, in dessen Folge einer der Interaktionspartner als schwierig bezeichnet wird.

Störungen der wechselseitigen Beziehung sind ebenfalls in Zusammenhang mit der Wahl des Klienten-Therapeuten-Modells zu stellen. Bleiben die Bedürfnisse des Klienten durch eine starre Modellwahl unbefriedigt, kommt es zu Unzufriedenheit, welche innerhalb des Kommunikationsprozesses vermittelt wird (Büchni, Bachmann, Fischer, Peltenburg & Steurer, 2000, S. 2780). Dies wird durch den Mangel an empathischer, kongruenter und akzeptierender Grundhaltung des Therapeuten verstärkt. Die Folge ist ein nicht adäquates Selbstkonzept des Klienten. Dieses wiederum geht einher mit einer unangemessenen Selbstaktualisierung, wodurch es zur Inkongruenz kommt (Weinberger, 2004, S. 27). Zudem führt eine mangelhafte Informationsweitergabe an den Klienten dazu, dass der Therapeut keine authentischen Aussagen über die Krankheitsgeschichte des Klienten erfährt. Gleichzeitig kann der Klient die ihm kommunizierten Aussagen nicht verstehen. Die Folgen der mangelnden Klientenzentrierung sind eine Non-Adherence auf Seiten des Klienten. Die Verantwortung für die Beziehungsgestaltung kommt dem Therapeuten und dem Klienten zu. Im Rahmen des shared-decision-making Prozesses trägt der Klient eine Verantwortungspflicht als gleichberechtigter Partner. Die Verweigerung dieser Rolle führt zu Irritationen beim Helfersystem, da der Klient seiner Verantwortung zum autonomen Handeln nicht nachkommt und somit nicht als Experte in eigener Sache betrachtet werden kann (Kranzer, 2007, S. 75; Scheibler, 2004, S. 9). Somit kann ein unbefriedigender Beitrag des Therapeuten oder des Klienten die wechselseitige Beziehung behindern und somit zu Kommunikationsstörungen führen.

Zusammenfassend lässt sich erkennen, dass Klient und Therapeut nicht nicht kommunizieren können und somit immer in Interaktion treten. Die Kommunikation unterliegt den individuellen Motiven des Senders und der subjektiven Interpretation der Nachricht durch den Empfänger. Die Diskrepanz der Informationsunterschiede wird erzeugt durch unterschiedliche subjektive Wirklichkeiten, die zu Kommunikationsstörungen führen. Somit ist die Hypothese, dass Kommunikationsstörungen ein Resultat der wechselseitigen Beziehung zwischen Therapeut und Klient sind, verifiziert.

6   Fazit

Dieses Buch stellt mögliche Ursachen von problematischen Verhaltensweisen, Motiven und Interaktionsmustern zwischen Klient und Therapeut dar. Anhand dessen werden die Entstehungsbedingungen des schwierigen Klienten respektive Therapeuten untersucht. Da Interaktion nur durch Kommunikation auf verbaler und nonverbaler Ebene erfolgt, dient eine kommunikationspsychologische Analyse zur Identifizierung der Störungen, welche sich negativ auf die Beziehungsdefinition auswirken. Die Analyse der wechselseitigen Beziehung vor dem Hintergrund von Kommunikationsstörungen bildet die Grundlage für die Auseinandersetzung in der Literatur mit Lösungsvorschlägen. Die gängige Literatur zu diesem Thema bietet pauschalisierte Lösungsvorschläge, welche unreflektierte Werkzeuge darstellen, die in der wissenschaftlich fundierten Arbeit von Therapeuten keinen Platz finden. Dieses Buch bringt Analysemethoden an, welche die Ursache erforschen und somit individuelle an den Klienten angepasste Lösungsvorschläge bieten. Die Identifizierung der Ursachen ermöglicht es dem Therapeuten, sein Verhalten zu reflektieren und Veränderungen anzustreben, um eine erfolgreiche Kommunikation und Beziehungsdefinition anzustreben.

Die Auseinandersetzung mit der Fachliteratur zeigt, dass die Darstellung des schwierigen Klienten respektive Therapeuten nur bedingt Gültigkeitscharakter besitzt. Dies ist zurückzuführen auf die hohe Komplexität der Thematik, welche mit heterogenen und teilweise widersprüchlichen Verhaltensweisen, Motiven und Interaktionsmustern einhergeht. Dadurch ist eine Darstellung aller Aussagen zu diesem Thema nicht möglich. Der in der Literatur beobachtete Versuch, das Verhalten und die Motive zu kategorisieren, erscheint zweifelhaft, da sich hierbei ebenfalls ein unvollständiges Bild der vielseitigen Untersuchungsmerkmale ergibt. Gleichzeitig wird eine isolierte Betrachtung des Verhaltens und der Motive der Thematik nicht gerecht. Vielmehr gilt es das Verhalten als Wechselwirkung zu betrachten und zu analysieren. Auf diesem Wege könnten mehr Erkenntnisse über die Ursachen von problematischen Verhaltensweisen gewonnen werden. In diesem Zusammenhang ergibt sich das Potenzial für empirische Untersuchungen, welche die Thematik vertiefen. Eine Fragestellung könnte die Darstellung der Person des schwierigen Klienten bezüglich seiner Verhaltensweisen, Motive und Interaktionsmuster in der Ergotherapie, Physiotherapie oder Logopädie sein. Hierzu bedarf es einer Abgrenzung zu anderen Disziplinen des Helfersystems aufgrund der längeren Behandlungszeiten sowie dem engeren Kontakt in der therapeutischen Behandlungssituation und –interaktion im Vergleich zum Facharzt.

Zudem wäre die Identifikation weiterer institutionsspezifischer Umweltfaktoren interessant, wodurch Störquellen identifiziert werden, welche die Ursachenbetrachtung des schwierigen Klienten respektive Therapeuten vervollständigen würden.

Die Erkenntnisse aus der Literatur bezüglich einer gestörten Beziehungsdefinition verweisen auf mangelnde sozio-emotionale und kommunikative Kompetenzen des Therapeuten. Dieses Ergebnis legt die Forderung nahe, eine Auseinandersetzung und Schulung dieser Fähigkeiten in die therapeutische Ausbildung zu integrieren. Des Weiteren sollten konkrete Fort- und Weiterbildungsmöglichkeiten generiert werden, welche die Sozialkompetenz von Therapeuten schulen.

Literaturverzeichnis

Badcott, D. (2005). The expert patient: Valid recognition or false hope? *Medicine, Health Care and Philosophy*, 8 (2), 173-178.

Baltes, M., Montada, L. (1996). Produktives Leben im Alter. Frankfurt: Campus Verlag.

Beattie, P.F., Pinto, M.B., Nelson, M.K., Nelson, R. (2002) Patient satisfaction with outpatient physical therapy: instrument validation. In: *Physical Therapy*, 2002, 82 (6), S 557-565.

Beck, R.S., Daughtridge, R., Sloane, P.D. (2002). Physician-Patient Communication in the Primary Care Office: A Systematik Review. *Journal Of The American Board of Family Medicine*, 15, No 1.

Bergner, T. (2009). Wie geht's uns denn ? Ärztliche Kommunikation optimieren. Stuttgart, New York: Schattauer.

Berne, E. (2002). Spiele der Erwachsenen. Hamburg: Rowohlt Verlag.

Breen, K. J., Greenberg, P.B. (2011). Difficult physician-patient encounters. *Intern Medicine Journal*, 40(4), 682-688.

Büchi, M., Bachmann, L.M., Fischer, J.E., Peltenburg, M., Steurer, J. (2000). Alle Macht den Patienten? *Schweizerische Ärztezeitung*, 81 (49), 2776-2780.

Bürger, C. (2003). Patientenorientierte Information und Kommunikation im Gesundheitswesen. Wiesbaden: Deutscher Universitätsverlag.

Büttner, C., Quindel R. (2005). Gesprächsführung und Beratung: Sicherheit und Kompetenz im Therapiegespräch. Heidelberg: Springer Verlag.

Calnan, M. (1988). Images of General Practice: The Perceptions of the Doctor. *Social Science and Medicine*, Vol. 27, 6, 579-586.

Coulter, M., Magee, H. (eds.) (2003). The European patient of the future. Maidenhead Philadelphia: Open University Press.

Crow, R., Gage, H., Hampson, S., Hart, J., Kimber, A., Storey, L., Thomas, H. (2002). The measurement of satisfaction with healthcare; implications for practice from a systematic review of the literature. *Health Technology Assessment*, 6 (32), 1-244.

Dehn-Hindenberg, A. (2008). Patientenbedürfnisse in der Physiotherapie, Ergotherapie und Logopädie. Idstein: Schulz-Kirchner Verlag.

Di Blasi, Z., Harkness, E., Ernst, E., Georgiou, A., Kleijnen, J. (2001). Influence of context effects on health outcomes: a systematic review. *The Lancet*, 357, 757-762.

Duxbury, J. (2002). Umgang mit „schwierigen" Klienten – leicht gemacht. Bern: Hans Huber Verlag.

Elwyn, G.A., Edwards, M., Kinnersly, P. (1999). Shared decision making in primary care: the neglected second half of the consultation. *British Journal of General Practice*, 49, 477-482.

Emanuel, E., Emanuel, L. (1992). Four Models of the Physician-Patient Relationship. *Journal of the American Medical Association*, April 22/29, Vol. 267, 16.

Faust, V., Sandner, J. (2010). Gesprächsart: Der schwierige Patient. Praxishandbuch. Köln: Kopp Verlag.

Fiehler, R. (1998). Sprache und Kommunikation im Alter. Wiesbaden: Westdeutscher Verlag.

Fischer-Epe, M. (2011). Coaching: Miteinander Ziele erreichen (vollständig überarbeitete Neuausgabe). Reinbek bei Hamburg: Rowohlt Verlag.

Gerhold, D. (2005). Das Kommunikationsmodell der Transaktionsanalyse: ein Übungs- und Materialhandbuch zum Kommunikationstraining für Trainer, Lehrer und Gruppenleiter. Paderborn: Junfermann.

Goodwin, J.M., Goodwin, J.S., Kellner, R. (1979). Psychiatric symptoms in disliked medical patients. *Journal of the American Medical Association*, 241(11), 1117-1120.

Gouadagnoli, E., Ward, P. (1998). Patient participation in decision making, *Social Science and Medicine*, 47, 329-339.

Gouthier, M. J. H. (2001). Patienten-Empowerment. In V.J. Kreyher (Hrsg.) Handbuch Gesundheits- und Medizinmarketing. Heidelberg: R.v. Decker.

Haas, L., Leiser, J., Magill, M. (2005). Management of the difficult patient. *American Family Physician*, 72 (10), 2063-2068.

Hahn, S., Kroenke K., Spitzer, R., Brody, D., Wiliams, J.B.W., Linzer, M., Verloin de Gruy, F. (1996). The difficult patient: Prevalence, Psychopathology, and Functional Impairment. *Journal of General Internal Medicine*, 11, 1-8.

Harris, T. (2010). Ich bin ok, Du bist ok: wie wir uns selbst besser verstehen und unsere Einstellung zu anderen verändern können – eine Einführung in die Transaktionsanalyse (44. Auflage). Reinbek bei Hamburg: Rowohlt Taschenbuch-Verlag.

Hermer, M., Röhrle, B. (Hrsg.) (2008). Handbuch der therapeutischen Beziehung. Band 1. Tübingen: Dgvt-Verlag.

Hoefert, H.-W. (2011). Wandel der Patientenrolle: neue Interaktionsformen im Gesundheitswesen. Göttingen: Hogrefe.

Hornung, R., Lächler, J. (2006). Psychologisches und soziologisches Grundwissen für Gesundheits- und Krankenpflegeberufe (9. Auflage). Weinheim: Beltz.

Hurrelmann, K., Leppin, A. (Hrsg.) (2001). Moderne Gesundheitskommunikation. Bern: Huber.

Jackson, J., Kroenke, K. (1999). Difficult Patient Encounters in the Ambulatory Clinic. *Archives of Internal Medicine*, 159, 1069-1075.

Jaschko-Hrabar, K. (1993). Kommunikation, Kommunikationsstörungen, Interventionstechniken: eine formale Darstellung der Kommunikationstheorie von P. Watzlawick. Veröffentlichte Dissertation, Philosophische Fakultät I der Universität Zürich.

John, C., Schwenk, T.L., Roi, L.D., Cohen, M. (1987). Medical care and demographic characteristics of "difficult" patients. *Journal of Family Practice*, 24(6), 607-610.

Kanfer, F., Reinecker, H., Schmelzer, D. (2006). Selbstmanagement – Therapie. Ein Lehrbuch für die klinische Praxis (4. durchges. Auflage). Heidelberg: Springer.

Katon, W., Von Korff, M, Lin E., Lipscomb, P. et al. (1990). Distressed high utilization of medical care: DSM-IIIR diagnoses and traetments need. *General Hospital Psychiatry*, 12, 355-362.

Klingenberg, A., Bars, O., Szecsenyi, J. (1999). Welche Hinweise können Patienten zur Verbesserung in der Praxis geben? *Zeitschrift für Allgemeine Medizin*, 72, 677-680.

Kowarowsky, G. (2011). Der schwierige Patient. Kommunikation und Patienteninteraktion im Praxisalltag (2. überarbeitete Auflage). Stuttgart: Kohlhammer Verlag.

Kranzer, A. (2007). Auswirkungen und Erfolgsfaktoren von Disease Management. Versorgungsansätze für chronisch kranke Patienten am Beispiel von Asthma und chronisch obstruktiven Lungenerkrankungen. Wiesbaden: Deutscher-Universitäts-Verlag.

Kulbe, A. (2009). Grundwissen Psychologie, Soziologie und Pädagogik (2. überarbeitete Auflage). Stuttgart: Kohlhammer.

Linkemer, B. (2000). Der professionelle Umgang mit schwierigen Menschen. Landsberg am Lerch: MVG Verlag.

Luborsky, L. (1988). Einführung in die analytische Psychotherapie. Ein Lehrbuch. Berlin: Springer.

Luhmann, N. (2002). Einführung in die Systemtheorie. Heidelberg: Carl-Auer.

Luhmann, N. (2008). Soziologische Aufklärung 6. Die Soziologie und der Mensch (3. Auflage). Wiesbaden: VS Verlag für Sozialwissenschaften.

Mathe, T. (2005). Medizinische Soziologie und Sozialmedizin (2. vollständig überarbeitete Auflage). Idstein: Schulz Kirchner.

Meichenbaum, E., Turk, D.C. (1994a). Therapiemotivation des Patienten: Ihre Förderung in Medizin und Psychotherapie-Göttingen: Huber.

Meichenbaum, E., Turk, D.C. (1994b). Therapeut-Patient-Beziehung. Göttingen: Huber.

Mohr, G. (2008). Coaching und Selbstcoaching mit Transaktionsanalyse. Bergisch Gladbach: Andreas Kohlhage Verlag.

Monnin, D., Perneger, T.V. (2002). Scale to measure patient satisfaction with physical therapy. *Physical Therapy*, 7/2002, 82 (7), 682-690.

Péréz-Lopez, F. (2010). Difficult patients and clinical communication difficulties. Review. *Patient Intelligence*, 3, 1-9.

Petermann, F. (1998). Compliance und Selbstmanagement. Göttingen: Hogrefe.

Reibnitz, C., Schnabel, P., Hurrelmann, P. (2001). Der mündige Patient. Konzepte der Patientenberatung und Konsumsouveränität im Gesundheitswesen. Weinheim: Juventa.

Reimer, C. (1991). Probleme beim Umgang mit schwierigen Patienten. Schweiz: *Medizinische Rundschau*, 8 (80), 157-162.

Rödel, S. (2011). Compliance war gestern: Von der Vielschichtigkeit der Adhärenz und den digitalen Möglichkeiten der Unterstützung. Zugriff am 03.04.2012 unter http://www.digitaleshealthcaremarketing.de/compliance-war-gestern-von-der-vielschichtigkeit-der-adhrenz-und-den-digitalen-mglichkeiten-der-unrsttzung.

Rogers, C. (2009). Die klientenzentrierte Gesprächspsychotherapie (18. Auflage). Frankfurt am Main: Fischer.

Rosenberg, B. (2007). Gewaltfreie Kommunikation – eine Sprache des Lebens (7. erweiterte und überarbeitete Neuauflage). Paderborn: Junfermann.

Rössler, W. (Hrsg.) (2005). Die therapeutische Beziehung. Heidelberg: Springer Verlag.

Rothgangel, S. (2004). Lehrbuch. Medizinische Soziologie und Psychologie (2. Auflage). Stuttgart: Thieme.

Rüttinger, R. (2010). Transaktionsanalyse (10. überarbeitete Auflage). Hamburg: Windmühle.

Satir, V. (1994). Kommunikation, Selbstwert, Kongruenz (4. Auflage). Paderborn: Junfermann.

Satir, V. (2007). Selbstwert und Kommunikation (18. Auflage). Stuttgart: Klett-Cotta.

Scheibler, F. (2004). Shared decision-making: von der Compliance zur partnerschaftlichen Entscheidung. Bern: Huber.

Schmidt, R. (2005). Immer richtig miteinander reden. Transaktionsanalyse in Beruf und Alltag (4. Auflage). Paderborn: Junfermann.

Schneider, W. (1978). Der schwierige ? Patient. Erlebnisberichte (2. Auflage). Basel: Editiones Roche.

Schulte, D. (1996). Therapieplanung. Göttingen: Hogrefe.

Scobel, W. (2002). Supervision im Krankenhaus – Kommunikation ist das Rezept. Bern: Huber.

Schulz von Thun, F. (2006). Miteinander reden: Kommunikationspsychologie für Führungskräfte. Hamburg: Rowohlt.

Schulz von Thun, F. (Hrsg.) (2011a). Miteinander reden: Störungen und Klärungen. Allgemeine Psychologie der Kommunikation. Reinbek bei Hamburg: Rowohlt Verlag.

Schulz von Thun, F. (Hrsg.) (2011b). Miteinander reden: Das innere Team und situationsgerechte Kommunikation. Kommunikation, Person, Situation. Reinbek bei Hamburg: Rowohlt Verlag.

Schweickhardt, A., Fritzsche, K. (2009). Kursbuch ärztliche Kommunikation (2. erweiterte Auflage). Köln: Deutscher Ärzteverlag.

Serour, M., Al Othman, H., Al Khalifah, G. (2009). Difficult patients or difficult doctors: an analysis of problematic consultations. *European Journal of General Medicine*, 6, 87–93.

Shaw, J. (2004). „Expert patient" - dream oder nightmare?. *British Medical Journal*, 328, 723-4.

Sloterdijk, P. (2011). Du musst dein Leben ändern: Über Anthropotechnik. Frankfurt am Main: Suhrkamp.

Stevensen, F.A., Barry, C.A., Britten, N., Barber, N., Bradley, C.P. (2000). Doctor-patient communication about drugs: the evidence for shared decision making. *Social Science and Medicine*, 50, 829-840.

Trojan, A., Nickel, S., Schneiders-Kastning, P., (1997). Qualitätsbeurteilung aus Patientensicht – exemplarische Ergebnisse aus dem europäischen WHO-Projekt „Gesundheitsfördernde Krankenhäuser". *Gesundheitswesen*, 59, 720-725.

Watzlawick, P., Beavin J. H., Jackson D. (2007). Menschliche Kommunikation. Formen, Störungen, Paradoxien (11. Unveränderte Auflage). Bern: Huber Verlag.

Weinberger, S. (2004). Klientenzentrierte Gesprächsführung. München: Juventa.

Wilhelm, J. (1999). „Patienten-Empowerment" aus systemischer Sicht. *Managed Care*, 4.

Yalom, I.D. (2010). Der Panama-Hut: Oder was einen guten Therapeuten ausmacht (deutsche Erstveröffentlichung, erweiterte und aktualisierte Ausgabe). München: Goldmann.

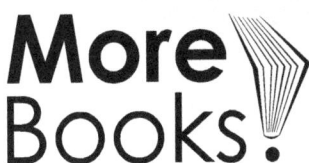
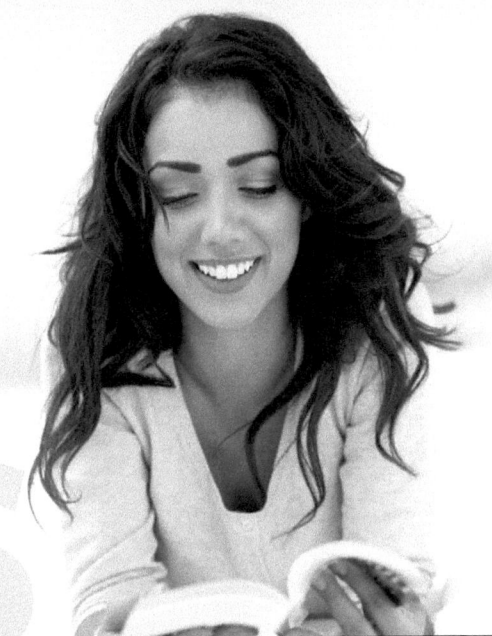
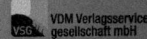

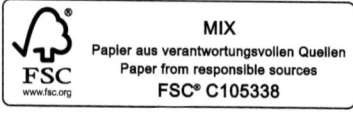
Printed by Books on Demand GmbH, Norderstedt / Germany